# MÉMOIRE

SUR

# L'ONGLE INCARNÉ

PAR

## Le Dr DIDIOT

Médecin principal de l'Armée

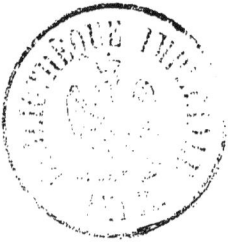

MARSEILLE

TYPOGRAPHIE ET LITHOGRAPHIE ARNAUD, CAYER ET Cie

RUE SAINT-FERRÉOL, 57.

1867

# MÉMOIRE SUR L'ONGLE INCARNÉ

Par le Dr DIDIOT, Médecin principal de l'armée.

———

L'affection connue sous les noms *d'ongle incarné*, *d'ongle rentré dans les chairs*, est assez commune chez les militaires (1). Souvent légère en apparence et ne constituant qu'une simple incommodité, elle peut néanmoins, à la suite de marches forcées, de courses répétées ou d'une station prolongée, causer des douleurs assez vives, et être le point de départ d'une inflammation violente du gros orteil, qui s'étend parfois à tout le pied et même à la partie inférieure de la jambe.

Elle est surtout remarquable par la fréquence de ses récidives et par la difficulté de sa guérison. Tous les chirurgiens d'armée savent la résistance opiniâtre de cette lésion aux différents procédés dirigés contre elle. Il n'est pas non plus de maladie contre laquelle on ait employé plus de moyens de traitement.

C'est donc, à ce dernier point de vue surtout, un sujet qui mérite de fixer l'attention des médecins militaires. On est frappé non-seulement de la différence des méthodes curatives, mais aussi de leur fréquente inefficacité et l'on ne peut s'expliquer leur diversité que d'après celle des idées exclusives que les auteurs de tous ces procédés se sont faites sur le mode de formation de l'ongle incarné. Les uns, dans la pensée que la présence de l'ongle dans les parties molles est la seule cause de la lésion, s'attaquent à lui, en le détruisant en tout ou en partie, ou en le redressant; les autres se bornent à réprimer les parties molles et à combattre leur inflammation, avec l'opinion que ce

---

(1) L'ongle incarné pouvant être guéri sans opération, ne motive l'exemption du service militaire que s'il offre une gravité exceptionnelle, ou se complique d'un état fongueux des chairs. Il ne peut être que très rarement un cas de réforme. *(Instruction du Conseil de santé, du 2 avril 1862, sur les infirmités qui rendent impropre au service militaire, n° 424).*

sont les chairs primitivement affectées et dont le boursoufflement vient recouvrir le bord de l'ongle.

Certains agissent à la fois sur l'ongle et les chairs latérales ; enfin, il en est qui supposent que le siége du mal est dans le développement irrégulier de l'ongle et qui l'arrachent en partie ou en totalité et détruisent en même temps la matrice pour empêcher sa reproduction.

Préoccupé d'ailleurs de faire valoir la supériorité du moyen qui lui est propre, chaque auteur s'est borné à sa description, de sorte que tous ces procédés se trouvent disséminés dans les divers ouvrages de chirurgie. Je m'attacherai à en présenter un aperçu sommaire avant de formuler les principes de la méthode rationnelle et efficace à laquelle je rapporte les résultats constants de ma pratique.

L'ongle incarné ne s'observe presque exclusivement qu'au gros orteil, et plus communément à son côté interne: On le conçoit facilement par les particularités de cet ongle, qui est plus dur et plus épais et aussi plus tranchant à ses bords libres.

Quand la lésion est légère, elle se borne à la partie antérieure de la rainure latérale ; mais elle s'étend souvent en arrière vers la racine de l'ongle, à la portion du bord qui est habituellement recouvert et comme enchâssé dans les parties molles.

La croissance anormale de l'ongle, sa trop longue convexité, une section irrégulière ou négligée, la malpropreté habituelle, une transpiration abondante, comme celle qui se produit dans les longues marches, les courses fatigantes, qui échauffe les parties molles, les gonfle et les ramollit, la pression latérale de l'empeigne d'une chaussure grossière, qui tend à repousser les chairs contre le bord de l'ongle, telles sont les causes qui contribuent le plus fréquemment à la formation de l'ongle incarné, en dehors des causes accidentelles, comme les contusions, les piqûres, ou les causes générales et constitutionnelles. (Scrofules syphilis.)

En général, cette affection se produit lentement, et pendant longtemps elle reste assez légère et ne cause qu'une douleur insignifiante. C'est ce qui se remarque particulièrement chez les personnes qui observent des habitudes de propreté, qui n'ont point à supporter des stations ou de marches fatigantes, et qui prennent la précaution de couper de temps en temps le bord de l'ongle après l'avoir soulevé d'entre les parties molles sous-jacentes.

Mais on comprend que la négligence de ces soins, une marche prolongée, une chaussure mal faite suffisent pour aggraver le mal, qui, borné d'abord à la partie antérieure du sillon latéral, gagne peu à peu toute la rainure jusqu'à la matrice et cette dernière elle-même. C'est ce que nous observons le plus souvent chez nos militaires, lors des changements de garnison, après de longues étapes. J'ai vu, pour ma part, plus d'un écloppé de cette sorte. Dans ces conditions, en effet, la marche est très pénible, elle n'est possible qu'à la condition de quitter la chaussure ou d'en retrancher la portion d'empeigne qui recouvre le gros orteil ; souvent même, à cause de la douleur aiguë dont celui-ci est le siége, elle ne peut se faire que sur le talon. Le repos, des lotions de propreté amènent ordinairement quelque soulagement ; mais ces accidents se répètent avec plus ou moins d'intensité à la suite de chaque marche prolongée ; les tissus qui bordent latéralement l'ongle deviennent alors rouges, tuméfiés, et un pus sanieux s'écoule du fond de la rainure qui s'ulcère. De simple incommodité d'abord, la lésion est ainsi transformée en une véritable infirmité qui, par les douleurs qu'elle cause, les privations qu'elle impose, nécessite alors l'emploi des moyens chirurgicaux.

J'ai déjà dit que ces moyens étaient fort nombreux. Pour mieux les apprécier, je les diviserai en quatre catégories, selon qu'ils agissent sur l'ongle, ou sur les chairs seulement, ou à la fois sur l'ongle et sur les parties molles latérales, ou enfin sur la matrice elle-même.

A la première catégorie se rapportent les procédés : *Du re-*

*dressement* simple de l'ongle, soit avec une agrafe double enga-
gée sous les bords latéraux et rapprochée au moyen d'une petite
vis (Vésigné, Dudan, Labarraque (1), soit en dégageant le bord
incarné au moyen d'une pince à torsion, et le ramenant par-
dessus les parties molles, après avoir préalablement ramolli les
parties ulcérées par des applications émollientes (Huet (2). —
Cette méthode ne peut convenir que dans les cas simples et elle
ne met pas à l'abri des récidives.

—*Du rétrécissement* de l'ongle par l'incision soit du bord incarné seulement (Fabrice d'Aquapendente (3) ou avec amincisse-
ment de la partie moyenne (Dionis (4), soit de la portion centrale
en forme de $\Lambda$ (Faye (5), soit de tout l'angle interne et en tenant
toujours l'ongle coupé fort court (Guilmot (6). Mais tous ces
moyens ne sont que des palliatifs et ne peuvent d'ailleurs réussir
que dans les cas légers.

—*De l'arrachement* du bord incarné seulement, après incision
pratiquée au moyen d'un canif ou d'un bistouri (Blaquière (7)
A. Cooper (8) ou avec des ciseaux (Dupuytren (9) ou de la totalité
même de l'ongle (Dupuytren (10), Velpeau (11). Ces derniers procédés sont douloureux et souvent repoussés par les malades. Ils
ne sont pas moins défectueux, à cause des récidives auxquelles
ils exposent, quand l'ongle en repoussant prend une direction
vicieuse.

Dans la deuxième catégorie il faut ranger les moyens curatifs
dirigés contre les chairs latérales seulement, soit en les excitant
(Albucasis (12), A. Paré (13), Brachet de Lyon (14), Guyon (15)

(1) *Thèse de Paris*, 1837. — (2) *Union médicale*, année 1860, n. 152, p. 163.
— (3) *OEuvres chirurgicales*, chap. 104. — (4) *Cours d'opération de chirurgie*,
p. 622. — (5) *Thèse de Paris*, 1822. — (6) *Recueil de mémoires de médecine militaire*, 1re série, t. I, p. 264. — (7) *Journal des sciences médicales*, t. XVIII,
p. 208. — (8) *Lectures*, t. I, p. 200. — (9) *Archives générales de médecine*,
année 1826. — (10) *Leçons orales.* t. IV, p. 391. — (11) *Traité de médecine
opératoire*, t. I, p. 457. — (12) *Livre II*, chap. 91. — (13) *OEuvres*, édition
Malgaigne. — (14) *Journal général de médecine*, t. LVIII, p. 317.— (15) *Société
de chirurgie*, séance du 22 octobre 1862.

soit en les détruisant avec la potasse caustique (Levrat Perroton (1), Senné (2), ou la pâte caustique de Vienne (Scouttetten et Donzel (3) soit en les momifiant pour ainsi dire avec le perchlorure de fer solide (Vahu (4). En général ces procédés donnent de bons et prompts résultats, mais ils sont fréquemment suivis de récidives.

La troisième catégorie comprend toutes les opérations qui se pratiquent à la fois sur l'ongle et les parties molles ; telles sont : la section du bord incarné avec cautérisation des chairs fongueuses (Paul d'Egine (5), Sommé (6), le redressement du bord incarné avec compression des fongosités au moyen d'une lame de fer blanc (Desault (7) ou de plomb (Boyer (8) ou avec des cylindres d'éponge préparée, engagés sous l'ongle et les chairs malades (Bonnet (9) ; l'arrachement du bord incarné avec cautérisation des chairs fongueuses (Dupuytren (10), l'excision de la partie de l'ongle enclavée et la destruction superficielle des chairs malades par une application pendant cinq minutes de pâte de Vienne et ensuite de pâte au chlorure de zinc pendant vingt-quatre heures consécutives (Bonnet (11). Tous ces procédés, plus sûrs que les précédents, sont néanmoins moins propres à prévenir les récidives dans la plupart des cas que ceux de la catégorie suivante qui se pratique sur la matrice de l'ongle, de manière à la détruire et par suite à empêcher la reproduction de l'ongle.

Ainsi, l'excision de la matrice unguéale, ajoutée au procédé de l'arrachement, toutes les fois qu'elle participe à l'affection (Dupuytren (12) ; la section avec arrachement du bord incarné de

---

(1) *Journal général*, 3° séric, t. XXXIII — (2) *Bulletin de thérapeutique*, année 1832, p. 378. — (3) *Thèse de Strasbourg*, 1836. — (19) *Annuaire de médecine et de chirurgie pratiques pour* 1861.— (5) Livre XIV, chap. 85, p. 50. — (6) *Archives générales de médecine*, année 1823. — (7) *Journal de chirurgie*, t. IX. — (8) *Traité des maladies chirurgicales*, t. II. — (9) *Bulletin de Thérapeutique*, année 1832, t. VI. — (10) *Leçons orales* t. IV, p. 392. — (11) *Traité de la cautérisation*, par Philipeaux, p. 592. — (12) Id., p. 394.

l'ongle avec cautérisation, au moyen du fer rouge, des parties molles pour empêcher la reproduction de l'ongle (Larrey (1) , l'ablation d'un seul coup, au moyen du bistouri, de la matrice, du bord incarné et des parties molles altérées (Baudens (1) ; la destruction soit avec la potasse caustique de toutes les parties altérées jusqu'au delà de la racine de l'ongle (Vanderback (3), ou de toute la partie de l'ongle qui tient à la peau (Krémer (4). soit avec le caustique de Vienne, après une incision au niveau de la racine (Scouttetten (5) ; l'excision de la matrice et des chairs fongueuses avec cautérisation immédiate, au moyen du caustique de Vienne (Sédillot (6) ; l'atrophie de la matrice par une compression continue après l'arrachement (Boyer (7).

Tous ces procédés, à la simple énumération desquels j'ai dû me borner, ont sans doute donné à leurs inventeurs d'excellents résultats. Il n'en est point, en effet, qui ne puissent dans certains cas répondre à une véritable indication. Mais une rigoureuse observation des faits conduit néanmoins à reconnaître les inconvénients réels plus ou moins graves de la plupart de ces moyens, même les plus rationnels, appliqués comme méthode générale.

Les procédés de l'arrachement (Velpeau), de l'excision avec cautérisation des chairs au moyen du fer rouge (Larrey), sont des moyens douloureux, auxquels j'ai vu des malades se refuser malgré la possibilité de recourir aux anesthésiques. Ceux de l'ablation des parties altérées avec le bistouri en y comprenant la matrice (Dupuytren, Lisfranc, Baudens), ne s'exécutent pas sans produire aussi des souffrances assez vives et réclament plus d'habilité de la part de l'opérateur pour ne pas entraîner d'accidents fâcheux.

(1) *Archives générales de médecine*, année 1829, t. XXI. — (2) *Clinique des plaies d'armes à feu*, p. 586. — (3) *Recueil des mémoires de médecine militaire*, 1re série, t. XXIII, p. 226. — (4) Id., t. XXIII, p. 283. — (5) *Clinique de Strasbourg* et *Thèse de Donzel.*—(6) *Traité de médecine opératoire*, t. II, p. 217. — (15) *Traité des maladies chirurgicales*, t. II.

La cautérisation potentielle, au contraire, n'a point tous ces inconvénients, et quand elle est appliquée avec précaution et selon certaines régles, elle constitue réellement la méthode la moins défectueuse.

C'est pourquoi, après une étude approfondie des différentes méthodes de traitement, et après avoir vu mettre et mis moi-même en pratique différents procédés, particulièrement ceux de nos maîtres de la chirurgie militaire (Larrey, Scouttetten, Baudens, Sédillot. etc.), je me suis arrêté à l'application de cette méthode qui n'a rien d'exclusif, et qui joint à cet avantage d'être à la fois sûre, non douloureuse et constamment suivie des meilleurs résultats.

Voici en quoi elle consiste :

1° Je fais appliquer pendant deux jours au moins des cataplasmes émollients sur le gros orteil et prendre un bain de pied prolongé pendant une grande heure le matin même de l'application, de manière à bien disposer les tissus altérés à l'action du caustique ; 2° j'entoure ensuite le gros orteil d'une bandelette de sparadrap agglutinatif fenétré d'une ouverture suffisante pour laisser à nu les parties molles du bord malade et de la racine de la matrice onguéale, et j'y place une légère couche de pâte de Vienne, que je laisse en contact avec les tissus environ quinze ou vingt minutes afin de permettre la formation d'une escarre qui s'étende à toute l'épaisseur que je veux détruire ; 3° ce résultat obtenu, l'orteil est de nouveau recouvert de cataplasmes émollients et le pied soumis à l'action des bains prolongés pendant trois ou quatre jours pour hâter la chute de l'escarre ; 4° aussitôt qu'elle commence à se détacher, on l'isole au moyen des ciseaux ou du bistouri et on opère en même temps l'excision du bord incarné de l'ongle qui, étant devenu membraniforme, permet de pratiquer cette petite opération sans causer la moindre douleur ; 5° enfin, pour empêcher toute reproduction du bord de l'ongle et éviter ainsi toute chance de récidive, j'ai la précaution de cautériser encore légèrement le fond de la rainure jusqu'à la racine, soit avec le caustique de Vienne, soit seulement avec le perchlorure de fer solide, selon le cas.

La plaie qui résulte de ces diverses opérations est alors pansée simplement ; elle se cicatrise assez promptement en dix ou quinze jours au plus et se recouvre d'un tissu épidermique qui augmente de densité et se cornéifie pour ainsi dire à la longue.

Ce procédé, comme on le voit, est fort simple, et son application faite avec soin met sûrement à l'abri de toute récidive en détruisant les parties molles dans lesquelles le bord latéral de l'ongle est comme enchâssé en arrière et en enlevant également la partie incarnée de ce dernier, aussi bien que la matrice qui le reproduit. Dans aucun cas il n'a donné lieu à des accidents fâcheux et il me paraît surtout recommandable aux médecins des corps de troupes qui ont toute la facilité d'en faire l'application dans une infirmerie régimentaire.

Quand l'affection est légère, bornée seulement à la partie antérieure de la rainure latérale de l'ongle, en général il suffit d'exciser le bord incarné de l'ongle soulevé avec des pinces, et de faire une seule cautérisation des chairs soit avec la pâte de Vienne, le perchlorure de fer, ou l'alun calciné, que je mêle d'habitude à de la charpie râpée, de façon à faire former croûte avec l'escarre et à favoriser ainsi en dessous la production assez rapide de la cicatrice. Le plus souvent, les malades commencent à marcher le lendemain même de cette opération, et je n'ai jamais constaté la moindre récidive après la reproduction de l'ongle.

Tels sont les principes qui m'ont constamment dirigé dans ma pratique, et dont je n'ai eu qu'à m'applaudir. Je joins à l'appui l'analyse sommaire des neuf cas suivants, dans lesquels l'affection à des degrés divers a été combattue efficacement par cette méthode de traitement, et dont les malades qui m'ont été présentés plusieurs mois après n'ont éprouvé aucune récidive.

PREMIÈRE OBSERVATION. — Mabru, Jean, soldat au 24ᵉ de

ligne, d'une constitution affaiblie par de fréquentes atteintes de fièvres en Algérie, est atteint depuis longtemps d'un ongle incarné au gros orteil du pied gauche. L'angle externe de l'ongle est comme recourbé en dedans et complètement recouvert de chairs tuméfiées et fongueuses ; la marche étant très pénible, il est envoyé à l'hôpital le 21 juin 1864 et couché salle 3, n° 12.

Cataplasmes émollients et pédiluves pendant les premiers jours; en raison de l'affaiblissement général de la constitution, le malade est en même temps soumis dès le principe à l'usage des toniques (vin de quinquina et proto-iodure de fer). Le 27 juin, application des caustiques de Vienne. Le 30, nouvelle cautérisation du sillon latéral après l'excision du bord incarné et de l'escarre primitive. Cicatrisation complète de la plaie le 17 juillet.

DEUXIÈME OBSERVATION. — Durand, Jules, du 24ᵉ de ligne, entré à l'hôpital pour une bronchite chronique, le 3 mai 1866, est placé ensuite salle 4, n° 8, pour y être traité d'un ongle incarné, qui récidive fréquemment à la suite de longues marches ou de promenades fatigantes et dont le malade désire ardemment être débarrassé.

L'affection siége au côté interne du gros orteil droit et paraît bornée à la partie antérieure du bord latéral qui présente une fissure suppurante au fond de laquelle l'ongle est enfoncé et entretient un état d'ulcération sensiblement diminué déjà sous l'influence d'un repos prolongé à l'hôpital. Néanmoins, le 12 août, on pratique la cautérisation après l'application préliminaire des émollients et l'excision du bord incarné de l'ongle, et le malade, auquel la médication générale est continuée (huile de foie de morue, iodure de potassium), sort complètement guéri le 6 septembre.

TROISIÈME OBSERVATION. — Verhaeghe, Alexandre, du 24ᵉ de ligne, entre à l'hôpital, salle 4, n° 32, le 26 juillet 1864 ; il est atteint au gros orteil droit, d'un ongle incarné dont les deux bords pénètrent à la fois dans les chairs. Application des émollients pendant deux jours et cautérisation, le 28, du bord interne, excision de l'escarre et de la portion incarnée de l'ongle ; le 1er août, et application nouvelle du caustique dans la rainure latérale. Retour aux émollients le 4 et le 5, puis application du caustique au bord externe. Pansement simple de la plaie interne et fomentations émollientes de tout le pied. Le 10, cautérisation des tissus sous-jacents avec le perchlorure de fer solide mêlé à de la charpie râpée et pansement simple. Le 27, la cicatrice est complète et le malade sort le 4 septembre parfaitement guéri ; il lui est seulement recommandé de se ménager dans la marche et d'envelopper son orteil pendant quelque temps avec un linge huilé.

QUATRIÈME OBSERVATION. — Drin, Louis, infirmier militaire à la 7e section, est depuis longtemps porteur d'un ongle incarné au gros orteil, bord interne. Les résultats obtenus chez les précédents malades le décident à se faire traiter pour cette affection et il entre le 24 août à l'hôpital, salle 4, n° 33. Cautérisation le 26, réapplication du caustique, le 31, dans la rainure latérale pour détruire la matrice du bord incarné ; cicatrisation achevée le 18 septembre ; le malade sort le 3 octobre en parfait état de guérison.

CINQUIÈME OBSERVATION. — Salaüm, Pierre, ouvrier d'administration à la 3e section, en traitement à l'hôpital depuis le 3 septembre 1864, pour une affection vénérienne, est en même temps porteur d'un ongle incarné au gros orteil droit, côté interne, dont il désire se guérir avant sa sortie. Le traitement spécifique étant presque achevé, il est placé, salle 3, n° 14, et le 15 octobre on fait l'application du caustique de Vienne, selon les règles de la méthode. Cure radicale et sortie le 12 novembre.

Sixième observation. — Màsabrot, Pierre, du 24ᵉ de ligne, d'une bonne constitution, souffre d'un ongle incarné au gros orteil du pied droit. Il y a longtemps, dit-il, qu'il ne marche qu'avec une certaine difficulté ; mais c'est surtout à la suite de promenades militaires qu'il éprouve des douleurs insupportables. Il présente en effet au côté interne de l'orteil un bord rentrant dans les chairs qui sont rouges, tuméfiées et suppurantes, et le repli de la peau qui sert de base d'implantation à la racine de l'ongle est lui-même enflammé et le siège d'un commencement d'ulcération. Le gros orteil et tout le côté interne du pied sont aussi engorgés le jour de son envoi à l'hôpital, le 21 octobre, au lendemain d'un exercice fatigant.

Le malade, placé salle 4, n° 33, est soumis aux applications émollientes et prend des bains de pied pendant quatre jours; sous l'influence de ces moyens et du repos dans la position horizontale, le gonflement inflammatoire disparaît, et on pratique l'application du caustique sur les parties altérées le 26, en l'étendant même au delà sur près de la moitié de la matrice de l'ongle ; on détache l'escarre, on excise la portion d'ongle incarné et on cautérise de nouveau les tissus sous-jacents. La cicatrisation s'est promptement faite ; elle était achevée le 16 novembre, et le malade, parfaitement guéri, a pu sortir de l'hôpital le 29.

Septième observation. — Giry, Jean, du 24ᵉ de ligne, entre le 4 novembre 1864, salle 4, n° 27, pour une légère incarnation de l'ongle du gros orteil gauche. L'affection est bornée à la partie antérieure du bord latéral libre de l'ongle. Néanmoins, pour le mettre à l'abri de toute récidive, je me décide à la cautérisation complète de tout le bord malade jusqu'à la racine.

L'opération pratiquée, le 8 novembre, la cicatrisation était obtenue le douzième jour et le malade a pu sortir le 29, en parfait état de guérison.

HUITIÈME OBSERVATION. — Parage, fusilier au 8ᵉ de ligne, se plaint depuis dix mois environ d'avoir un ongle qui s'enfonce dans les chairs, et qui l'empêche de faire de longues marches. Il est envoyé à l'hôpital le 15 décembre et couché salle 4, n. 33. Il porte en effet au gros orteil droit un ongle incarné très convexe dont le bord latéral interne est fortement recourbé et enfoncé dans des chairs mollasses, fongueuses, et baignées par un pus sanieux et parfois sanguinolent. Applications émollientes et bains de pied pendant trois jours ; cautérisation le 19 ; excision du bord incarné le 22, et réapplication immédiate du caustique dans le fond de la rainure qui lui sert de matrice jusqu'à la racine en arrière. Pansements simples, ensuite développement des bourgeons celluleux et vasculaires, répression au moyen du perchlorure de fer solide, mêlé à une légère couche de charpie râpée, et dès lors formation rapide d'une cicatrice qui est achevée le 19 janvier et permet au malade de marcher sans la moindre douleur. Néanmoins, la pulpe du gros orteil reste encore tuméfiée, en raison de l'état inflammatoire assez vif dont il a été le siége et des dispositions naturelles des tissus à rester mous et humides ; c'est pourquoi l'on continue l'usage des résolutifs et d'une compression méthodique pendant quelques jours, et après sa sortie de l'hôpital, qui a lieu le 29, le malade a la recommandation de conserver le gros orteil couvert d'un morceau de linge. Depuis, la cicatrice s'est affermie et a pris une consistance presque cornée, sans qu'il se soit reproduit aucune nouvelle prédisposition à l'affection.

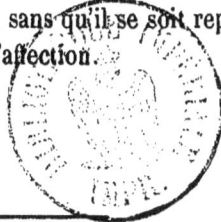

19